Clinique obstétricale de l'Hospice de la Grave

LEÇONS CLINIQUES

SUR LE

CANCER UTÉRIN

DANS L'ÉTAT PUERPÉRAL

Faites à l'École de médecine de Toulouse

PAR

M. LE DOCTEUR CHAMBRELENT

Chargé de cours de Clinique obstétricale.

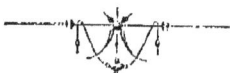

TYPOGRAPHIE-LITHOGRAPHIE R. THOMAS & Cⁱᵉ,
RUE BONREPOS, 23, TOULOUSE

1890

Clinique obstétricale de l'Hospice de la Grave

DU

CANCER UTÉRIN

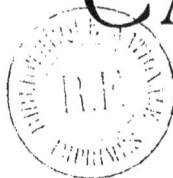

DANS L'ÉTAT PUERPÉRAL

PAR

M. LE DOCTEUR CHAMBRELENT

Chargé de cours de Clinique obstétricale à l'École
de médecine de Toulouse.

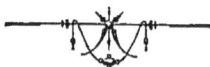

TYPOGRAPHIE-LITHOGRAPHIE R. THOMAS & Cie,
RUE BONREPOS, 23, TOULOUSE

1890

PREMIÈRE LEÇON

Influence du Cancer utérin sur la grossesse et l'accouchement.

MESSIEURS,

Vous venez de voir, dans une de nos salles, une malade qui nous a été adressée par notre collègue, M. le professeur Jeannel, et dont la grossesse, arrivée au septième mois, se complique d'un carcinome du col de l'utérus.

C'est là une complication des plus graves de la grossesse, que l'on a heureusement rarement l'occasion d'observer; aussi dois-je appeler d'une façon toute particulière votre attention sur cette pauvre malade, et je me propose d'étudier aujourd'hui avec vous l'influence que peut avoir le cancer de l'utérus sur la grossesse et sur l'accouchement.

Laissez-moi d'abord vous rappeler l'histoire de notre malade.

C'est une femme de trente-neuf ans. Rien dans ses antécédents héréditaires ne pouvait nous faire prévoir l'affection dont elle est atteinte. Son père est mort à un âge avancé et sa mère a succombé à une affection cardiaque.

Quant à elle, elle s'était toujours bien portée jusqu'à ces dernières années.

Réglée pour la première fois à l'âge de douze ans, elle l'avait toujours été très régulièrement jusqu'à l'époque de sa première grossesse, qui remonte à quatorze ans.

Cette première grossesse fut normale et se termina par la naissance d'un enfant qui vit encore et jouit d'une fort bonne santé. Quelques années plus tard survint une seconde grossesse qui ne présenta non plus rien de particulier à signaler. L'enfant venu au monde vivant a succombé quelques années après sa naissance.

Mais, fait important à signaler, c'est depuis cette dernière grossesse, qui date d'environ douze ans, que cette femme a commencé à souffrir du ventre. Ces douleurs avaient pour siège constant la fosse iliaque droite; enfin, depuis cette époque aussi, l'apparition de ses règles était moins régulière.

Il y a dix-huit mois, elle consulta pour la première fois, un médecin de la ville, M. le docteur Albert. Elle se plaignait de douleurs abdominales siégeant surtout sur le côté droit, et aussi de pertes sanguinolentes survenant fréquemment et particulièrement après les rapports sexuels. M. le docteur Albert examina cette femme au spéculum et constata la présence d'une ulcération sur le col de l'utérus et prescrivit un traitement approprié.

Il y a quelques mois, cette femme vint de nouveau consulter le docteur Albert pour des pertes de sang fort abondantes.

En l'examinant, ce médecin constata la présence d'une tumeur abdominale qui lui fit d'abord penser à l'existence d'un fibrome utérin, mais un examen plus approfondi lui révéla qu'il s'agissait d'une grossesse de quatre à cinq mois, dont le début avait passé complètement inaperçu à cette pauvre femme. Quant à l'affection du col utérin déjà constatée l'année précédente, elle avait fait des progrès depuis et présentait alors tous les caractères du cancer du col de l'utérus. Le docteur Jeannel, appelé en consultation, confirma le diagnostic du docteur Albert, et justement préoccupé de l'issue d'un accouchement survenant dans ces conditions, conseilla à cette malade d'entrer dans notre service avant la fin de sa grossesse.

En examinant cette malade, vous avez été frappé du teint spécial qu'elle présente. Indépendamment de sa pâleur extrême, qu'expliquent suffisamment les nombreuses et abondantes hémorrhagies qui ont signalé le début de sa grossesse, elle présente une teinte jaune paille spéciale, qui ne trompe guère le regard du clinicien et qui lui fait de suite songer à la diathèse carcinomateuse.

Au point de vue obstétrical, nous avons constaté un développement très manifeste de l'utérus, qui s'élève à environ trois travers de doigt au-dessus de l'ombilic ; il est assez fortement porté vers la droite.

Les parois abdominales sont épaisses, ce qui rend le palper un peu difficile, nous avons cependant pu constater la présence d'un fœtus mobile, c'est-à-dire n'ayant pour le moment aucune présentation fixe, et paraissant avoir le volume d'un fœtus de sept mois à peine. C'était là un point important à déterminer, car c'était à peu près le seul point de repère que nous avions pour déterminer l'âge de la grossesse.

L'auscultation permettait d'entendre nettement les battements du cœur, en des points variables de l'abdomen, et nous permettait d'affirmer que le fœtus était vivant. Enfin, le toucher vaginal nous donnait des indications précieuses, il nous montrait, en effet, que le col, au lieu d'être ramolli comme on le trouve généralement à cette époque de la grossesse, présentait une induration occupant toute son étendue et s'étendant même aux culs-de-sac vaginaux, particulièrement en arrière. En cherchant à introduire l'index dans le canal cervical, on trouvait là non pas un canal lisse et régulier, mais une surface irrégulière comme déchiquetée et saignant au moindre contact. Nous avons tenté un examen au spéculum, mais nous avons dû le suspendre immédiatement, cet examen ayant amené une hémorrhagie que nous avions tout intérêt à ne pas provoquer. Du reste, l'examen digital nous suffisait amplement pour nous fixer sur la nature et sur l'étendue du néoplasme. Nous avions pu, en effet, ainsi constater que le col utérin était envahi dans toute son étendue, enfin que la paroi recto-vaginale elle-même était atteinte.

En résumé, nous sommes absolument d'accord, au point de vue du diagnostic, avec nos distingués confrères; il s'agit là d'un carcinome utérin, envahissant tout le col chez une femme enceinte d'environ sept mois, et dont le fœtus est vivant.

Avant de discuter devant vous la conduite à tenir

dans un cas de cette gravité, je voudrais consacrer cette leçon à vous montrer les rapports qui peuvent exister entre le cancer utérin, la grossesse et l'accouchement.

Cette question a été, il y a quelques années, magistralement traitée par notre maître et ami, le docteur Paul Bar, dans sa thèse d'agrégation (1), que je mettrai largement à contribution, en y ajoutant seulement quelques faits publiés depuis ou que j'ai eu moi-même l'occasion d'observer.

Influence de la grossesse et de l'accouchement sur le cancer du col de l'utérus.

Un premier point qui paraît bien établi c'est l'influence manifeste de la multiplicité des grossesses sur le développement du cancer utérin. Il résulte d'une statistique déjà ancienne publiée par Scanzoni (2) dans son *Traité pratique des maladies des organes sexuels de la femme*, que sur vingt-sept femmes atteintes de cancer utérin, la moyenne des grossesses était de sept pour chaque femme.

Dans une statistique plus récente, West (3) a relevé sur cent soixante-huit femmes atteintes de carcinome utérin, un nombre de grossesses égal à mille quarante-six, ce qui fait une moyenne de plus de six grossesses pour chacune de ces femmes.

(1) Bar. Thèse d'agrégation, 1886.
(2) Scanzoni, cité par Le Goupils. Thèse de Paris, 1879.
(3) Le Goupils. *Loc. cit.*

Lorsque la grossesse survient chez une femme déjà atteinte de cancer du col, on voit presque toujours le néoplasme prendre sous cette influence une marche plus rapide, et ses symptômes, particulièrement les hémorrhagies, devenir plus graves. C'est ce qui s'est passé chez notre malade.

On cite cependant des cas exceptionnels dans lesquels la grossesse ne paraît pas avoir présenté d'influence sur la marche de la maladie, et Cohnstein a même cité des observations où, sous l'influence de la grossesse, il paraîtrait y avoir eu un temps d'arrêt. Dans ces cas particuliers, la grossesse aurait donc été favorable.

Quant à l'accouchement en lui-même, vous devez comprendre que le traumatisme qui en résulte doit avoir une influence funeste sur une affection envahissant le col, c'est-à-dire un organe qui joue un rôle si actif au moment de l'accouchement, et qui, sous son influence, est toujours plus ou moins froissé et plus ou moins déchiré.

De ces considérations résulte une règle de pratique que vous ne devez pas oublier : c'est que chez une femme atteinte de carcinome du col utérin, la grossesse doit être absolument déconseillée.

Influence du cancer du col de l'utérus sur la grossesse et l'accouchement.

Etudions maintenant quelle est l'influence que va avoir le cancer utérin sur la marche de la grossesse et sur sa terminaison.

Et d'abord, un premier fait, bien mis en évidence par notre observation, c'est que le cancer du col n'empêche pas la conception. Vous vous rappelez, en effet, qu'il y a déjà dix-huit mois on avait pu diagnostiquer chez notre malade une affection ulcéreuse du col de l'utérus. Les cas analogues ne sont pas absolument rares. Bien mieux, on cite des cas où des femmes ont pu accoucher une première fois avec un cancer du col, se remettre de leur accouchement et devenir de nouveau enceintes.

Une fois la grossesse établie, on peut se demander si la présence d'une affection aussi grave, sur un organe si directement en rapport avec la cavité utérine, ne va pas contribuer à en interrompre le cours. Il résulte, en effet, des différentes statistiques relevées par le docteur Bar, que dans un tiers des cas environ il y a interruption de la grossesse avant le terme. Et encore, comme le fait très bien remarquer Hachmann (1), beaucoup d'avortements doivent passer inaperçus, soit que les malades n'aient pas recours aux soins du médecin, soit que l'on confonde la fausse couche avec une hémorrhagie due au cancer.

(1) Cité par Bar. *Loc cit.*

Lorsque la grossesse parvient jusqu'au terme, que va-t-il se passer au moment de l'accouchement? C'est là un point fort important à connaître, parce qu'il nous dictera la conduite que nous aurons à tenir lorsque nous nous trouverons en présence d'un cas de ce genre.

Nous devons considérer deux cas : ou bien le cancer occupe seulement une partie du col de l'utérus, ou bien il a envahi ce col tout entier et forme comme un anneau rigide à la partie inférieure de cet organe ; c'est le fait, vous vous le rappelez, de la pauvre femme qui est couchée dans nos salles.

Si le cancer occupe seulement une partie du col, on a quelque chance pour espérer que la dilatation physiologique du col pourra se faire au dépens de la partie saine et que l'accouchement pourra alors se terminer spontanément.

Vous trouverez la relation d'un cas de ce genre dans un livre classique que vous avez tous entre les mains, le *Traité d'accouchement*, de Cazeaux ; la femme dont il s'agit était atteinte d'un cancer siégeant sur la lèvre postérieure du col, tandis que la lèvre antérieure était saine. Sous l'influence des contractions utérines, la lèvre antérieure se dilata progressivement, la tumeur fut comprimée par la tête du fœtus et l'accouchement se termina spontanément. Vous trouverez un certain nombre d'observations semblables dans la thèse de Bar. Enfin, j'ai moi-même observé un cas analogue à la clinique obstétricale de Bordeaux, alors que j'avais l'honneur d'être le chef de clinique du professeur Moussous. Comme cette observation est encore inédite et offre plusieurs points intéressants, je vous demande la permission de vous la rapporter en détail :

La nommée Clémence B... est entrée à la clinique obstétricale de l'hôpital Saint-André, de Bordeaux, le 16 juin 1888, à deux heures du matin. Cette femme est âgée de vingt-sept ans.

Rien de particulier à noter du côté de ses antécédents héréditaires. Elle a encore son père et sa mère qui, tous deux, sont en bonne santé.

Réglée pour la première fois à l'âge de quatorze ans, elle l'avait toujours été très régulièrement jusqu'à l'époque de sa première grossesse, qui remonte à cinq ans.

Depuis cette époque, elle a eu quatre enfants, qui sont venus à terme et sont nés, comme on le voit, à des intervalles très rapprochés. Les accouchements précédents n'ont rien présenté d'anormal.

Elle est enceinte pour la cinquième fois.

L'époque précise du début de la grossesse a passé inaperçue, cette femme ayant continué à perdre du sang aux époques cataméniales. Au quatrième mois, les pertes deviennent plus fréquentes, elles surviennent deux et trois fois par mois jusqu'au septième mois. En même temps, le sang prend une coloration brune et une fétidité spéciale. Enfin, pendant les deux derniers mois de la grossesse, les pertes sont devenues encore plus fréquentes, elles se reproduisent presque journellement.

Le 13 juin, la perte devient de plus en plus abondante et constitue une véritable hémorrhagie qui force la malade à garder le lit. Le 15 juin, apparition des premières douleurs qui, dans la nuit, déterminent l'entrée de la malade à l'hôpital.

A son arrivée à la clinique, le 16 juin, à deux heures du matin, on constate par le toucher vaginal la présence dans le vagin d'une tumeur dure, mamelonnée, de la grosseur d'un œuf de dinde, siégeant sur le côté droit du col de l'utérus et arrivant presque au niveau de la vulve. A côté de cette tumeur on trouve le col de l'utérus, dont la dilatation est environ palmaire.

Les douleurs sont régulières et se succèdent toutes les quatre à cinq minutes.

M. le docteur Moussous et moi sommes immédiatement prévenus. A notre arrivée à la clinique, nous constatons une dilatation complète de la partie postérieure du col, la tête qui se présente arrive presque sur le plancher périnéal, la tumeur apparaît à chaque douleur entre les lèvres de la vulve. Il n'y a pas d'hémorrhagie, mais un simple suintement sanguinolent.

Le travail marche régulièrement, les battements du cœur de l'enfant sont normaux, on ne juge pas à propos d'intervenir, et au bout de quelques douleurs, l'accouchement se termine spontanément.

L'enfant, du sexe féminin, pèse 3 kil. 350 gr.

La délivrance a lieu une demi-heure après l'accouchement ; lorsqu'on fait des tractions sur le cordon, la tumeur apparaît à la vulve, et on est obligé de la maintenir avec le doigt pour extraire le placenta qui est normal. Il était inséré au fond de l'utérus.

Les suites des couches furent normales. Cependant le troisième jour on constata une élévation de la température. Je pus alors me rendre compte qu'il y avait rétention des lochies derrière la masse cancéreuse, qui formait comme un clapet empêchant leur écoulement. Il me suffit de faire faire des injections antiseptiques, en ayant soin de soulever avec un doigt la masse du néoplasme, pour voir s'abaisser la température et les suites de couches devenir physiologiques. La régression utérine se fit régulièrement et la malade put quitter la clinique obstétricale au bout d'une dizaine de jours.

Quelques mois après nous avions occasion de revoir cette malade et de constater une amélioration très manifeste dans son état général, elle avait engraissé, et sauf quelques pertes utérines, se trouvait dans un état de santé très satisfaisant.

Nous lui conseillâmes alors d'entrer dans un service de chirurgie afin de se faire opérer de sa tumeur, qui d'ailleurs était restée à peu près stationnaire depuis le moment de l'accouchement. Cette femme entra, en effet, au mois d'octobre 1888, c'est-à-dire quatre mois après son accouchement, dans le service de M. le professeur Demons, à l'hôpital Saint-André, de Bordeaux, et le 21 novembre on pratiquait l'hysterectomie vaginale. L'observation de cette opération a été rapportée en détail dans la thèse de notre ami le docteur Lamarque (1), la malade quitta l'hôpital absolument rétablie le 11 janvier 1889.

Voilà donc un cas où la grossesse et l'accouchement n'ont paru guère influencés par le carcinome du col de l'utérus. Mais il n'en est malheureusement pas toujours ainsi.

---

(1) Lamarque : *Statistique raisonnée du service de clinique chirurgicale de M. le professeur Demons.* Thèse de Bordeaux, 1889.

Dans les cas surtout où, comme chez la malade qui fait le sujet de cette leçon, le néoplasme a envahi l'étendue tout entière du col utérin, ce col ne peut subir sa dilatation physiologique au moment de l'accouchement, et alors plusieurs éventualités peuvent se présenter.

Le col pourra résister aux contractions utérines, on pourra voir alors l'enfant succomber au bout d'un certain temps, puis la femme elle-même se fatiguer en efforts inutiles, être prise de fièvre et finir par succomber à l'épuisement.

Mais il n'en sera généralement pas ainsi, et au bout d'un certain temps, le col finira par céder aux contractions utérines, mais il cédera, non pas en se dilatant, mais en se déchirant ; on verra alors se produire des hémorrhagies qui pourront être mortelles, et dans d'autres cas, cette déchirure pourra ne pas s'arrêter au col mais gagner le corps même de l'utérus, et la femme ne tardera pas alors à succomber à une rupture de cet organe.

Vous trouverez, dans la thèse de Bar, plusieurs observations de rupture de l'utérus survenues ainsi au moment de l'accouchement chez des femmes dont le col de l'utérus était envahi par la dégénérescence carcinomateuse.

Il n'en est cependant pas toujours ainsi, et il faut bien que vous sachiez que, même dans des cas de cancer ayant envahi tout le col de l'utérus, on a pu voir des accouchements se terminer heureusement. Tel est le cas de Delbech, cité aussi dans la thèse de Bar (1), et qui mérite d'être rapporté en détail.

« Il s'agissait d'une femme de trente-sept ans, malade depuis neuf mois, présentant des hémorrhagies fréquentes, surtout après le coït ; elle est cachectique, mais n'a pas de douleurs ; écoulement fétide. Le col de l'utérus est entièrement détruit ; à sa place on trouve un large ulcère, avec des lèvres inégales et fissurées, et dans lesquelles on ne peut distinguer l'orifice utérin.

« L'accouchement se fit naturellement à terme : après un travail de sept heures, il naquit un enfant très bien développé, à la surprise des médecins présents, qui n'avaient pas soupçonné la grossesse. L'enfant était mort. La mère guérit et mourut cinq mois après. L'autopsie montra une destruction cancéreuse du col de l'utérus et de la base de la vessie. »

Mais ce sont là des cas exceptionnels, et le plus souvent lorsqu'il s'agira de carcinome envahissant toute l'étendue du col utérin, vous ne devrez guère vous attendre à voir l'accouchement se terminer spontanément sans accidents.

---

(1) Bar. *Loc. cit.*, p. 56.

DEUXIÈME LEÇON

De la conduite à tenir pendant la grossesse.

Messieurs,

Dans notre dernière leçon, profitant de l'observation qui nous était offerte par une femme reçue quelques jours avant dans notre service, j'ai cherché à vous montrer quelle était l'influence du cancer de l'utérus sur la marche de la grossesse et de l'accouchement, et l'influence réciproque de la grossesse et de l'accouchement sur la marche du cancer utérin, et nous sommes arrivés à ces conclusions, que si la présence d'un pareil néoplasme sur le col de l'utérus pouvait compromettre l'issue de cet état physiologique, la grossesse et l'accouchement réagissaient à leur tour sur la marche du cancer et en précipitaient, dans la plupart des cas, l'issue funeste.

En présence d'une malade atteinte d'un cancer du col, quelle devra donc être la conduite de l'accoucheur?

La première chose à faire est évidemment de déconseiller la grossesse chez les femmes atteintes de ce genre d'affection.

A ce sujet, tous les auteurs sont d'accord.

Mais une fois la grossesse constatée, ne devrons-nous pas, dans l'intérêt de la mère, chercher à en interrompre le cours.

Ici, l'opinion des divers auteurs varie ; quelques-uns ont, en effet, conseillé de provoquer l'avortement dès les premiers mois de la grossesse afin de retarder autant que possible l'issue funeste de la maladie et de supprimer en même temps les dangers de l'accouchement. Cette pratique a même été suivie dans quelques cas, mais il ne semble pas que les résultats obtenus aient été bien encourageants, car on n'a jamais retardé ainsi bien longtemps le terme fatal, et dans quelques cas on paraît au contraire l'avoir précipité par suite de cette intervention. Enfin, on sacrifie ainsi de parti-pris la vie de l'enfant, et Simpson n'hésite pas à dire que c'est là une pratique « contraire aux règles de la profession et de la morale. » Aussi, la plupart des accoucheurs modernes semblent-ils avoir renoncé à cette conduite, qui ne se trouverait justifiée que dans des cas tout à fait spéciaux, lorsqu'un danger imminent, tel par exemple qu'une hémorrhagie abondante, semblerait devoir compromettre la vie de la mère.

Mais si l'avortement provoqué doit être déconseillé, ne pourrait-on recourir à l'accouchement prématuré, alors que la grossesse est suffisamment avancée pour permettre d'espérer avoir un enfant vivant.

Cette pratique a été aussi conseillée par quelques auteurs, qui espéraient ainsi rendre l'accouchement plus facile par suite du moindre volume du fœtus. Mais là encore les résultats obtenus ne paraissent pas favorables ; ce n'est pas, en effet, quelques millimètres de plus dans les dimensions de la tête du fœtus qui, dans un cas de néoplasme du col, pourront beaucoup arrêter la sortie de cette partie fœtale, ainsi que cela s'observe dans les cas de rétrécissements osseux ; enfin, comme le fait très judicieusement remarquer Bar, si l'accouchement prématuré artificiel est une opération sans danger, lorsqu'on la pratique sur un organisme sain, il n'en est plus de même lorsque cette manœuvre est pratiquée sur un organisme atteint d'une dégénérescence cancéreuse, et les dangers d'infection sont alors bien difficiles à éviter.

Ce sont ces considérations qui nous ont fait nous abstenir de toute intervention chez la malade de notre service et nous laisserons sa grossesse arriver à terme, à moins qu'il ne survienne des accidents graves, ce que rien jusqu'à présent ne nous fait prévoir.

Si au point de vue de la marche de la grossesse toute indication paraît contre-indiquée, ne sommes-nous pas autorisé à intervenir directement sur le cancer et n'y aurait-il pas lieu de tenter ici une de ces opérations plus ou moins radicales, qui ont été souvent conseillées pour guérir ou du moins entraver la marche envahissante du cancer utérin ?

En un mot, la grossesse est-elle dans ce cas une contre-indication à toute intervention chirurgicale ?

Je crois qu'ici on ne peut formuler de règle générale, tout dépend en effet des cas cliniques en présence desquels on se trouve.

Si le cancer est limité à une portion du col utérin, ou si même ayant envahi tout le col il n'a pas gagné les organes voisins, on pourra discuter l'opportunité d'une amputation.

On devra tenir compte toutefois, avant de se décider

à une pareille intervention, de la rapidité que peut avoir la marche du néoplasme. Les opérations sur le col de l'utérus, bien que n'amenant pas toujours l'interruption de la grossesse, ne sont cependant pas toujours aussi inoffensives que quelques auteurs ont bien voulu l'avancer, et Bar, d'après des statistiques fort bien faites, a pu constater que, dans un tiers des cas environ, on avait amené l'interruption de la grossesse par l'amputation du col cancéreux. On ne devra pas oublier non plus que les cicatrices laissées par l'opération peuvent être un obstacle à l'accouchement, peut-être plus sérieux que n'eût été le néoplasme lui-même.

Si donc le cancer ne paraît pas avoir une marche envahissante, il sera préférable d'attendre la terminaison de la grossesse et même de l'état puerpéral, pour tenter une opération qui pourra alors être plus radicale et donner par conséquent un résultat préférable. C'est ce que nous avons pu constater chez la malade que nous avons observée à l'hôpital Saint-André de Bordeaux, et dont nous avons rapporté l'observation dans la dernière leçon.

Chez notre malade, on ne peut songer à pratiquer l'amputation du col utérin, puisque non seulement cet organe est atteint, mais que le néoplasme a envahi la paroi recto-vaginale.

On peut se demander alors s'il n'y aurait pas lieu de recourir à une opération encore plus radicale, et à enlever totalement l'utérus et les parties atteintes de dégénérescence cancéreuse. En un mot, après avoir extrait le fœtus, n'y aurait-il pas lieu de faire l'hysterectomie d'après le procédé de Freund.

Cette opération a été tentée plusieurs fois chez des

femmes atteintes de carcinome utérin et parvenues aux derniers mois de la grossesse, mais il paraît résulter de l'analyse de ces observations que c'est là une opération d'une extrême difficulté, et qui, bien qu'elle ait réussi une fois entre les mains de Spencer Wells, ne paraît pas devoir être tentée, et après avoir longuement discuté cette question, Bar résume ainsi son opinion à cet égard :

« Pratiquer l'extirpation de l'utérus par la voie abdominale pendant la grossesse, à une époque où le fœtus est viable, que le cancer soit étendu et ait dépassé les limites de l'utérus ou qu'il soit limité, serait faire œuvre inutile et dangereuse. »

En résumé, vous le voyez, Messieurs, à moins de circonstances tout à fait spéciales, lorsque vous vous trouverez en présence d'une pauvre femme enceinte et atteinte de carcinome utérin, vous devrez pendant la durée de la grossesse vous abstenir de toute intervention dans le but d'interrompre le cours de la gestation ou de supprimer le néoplasme.

Devons-nous donc rester simples spectateurs de cet état si grave et si lamentable?

Loin de là, et si nous ne pouvons rien sur la maladie elle-même, nous pouvons au moins en atténuer les symptômes et user de tous les moyens pour permettre à la grossesse d'arriver sans encombre à son terme, mettre la malade dans le meilleur état général possible pour supporter les graves opérations que pourront nécessiter son accouchement et attendre enfin qu'une fois l'état puerpéral passé, nous puissions dans certains cas intervenir dans de bonnes conditions opératoires.

C'est ainsi que vous nous avez vu agir chez la malade de notre service.

Lorsqu'au sixième mois de sa grossesse des hémorrhagies sont survenues, on a employé les injections antiseptiques chaudes et on a pu ainsi en arrêter le cours.

Dès qu'elle est entrée dans notre service, vous nous avez vu attacher une importance toute particulière à lui procurer une nourriture aussi substantielle et aussi tonique que possible. Nous y avons joint un traitement général approprié à son état d'anémie et nous lui avons ordonné les pilules suivantes :

Carbonate de fer....... 0,10 centigr.
Extr. de quinquina..... 0,10 —

à prendre trois fois par jour.

Les douleurs de reins dont se plaignait notre malade ont été améliorées par des frictions souvent répétées avec le liniment suivant :

Huile de jusquiame........ 60 gram.
Chloroforme.) âa.......... 4 —
Laudanum.)

Enfin, nous faisons faire journellement des injections vaginales avec une solution antiseptique légère, de façon à diminuer autant que possible la fétidité de l'écoulement dû au cancer, cause d'irritation pour les voies vaginales, et qui, au moment de l'accouchement, deviendrait aussi une cause d'infection. Il faut seulement se rappeler que nous avons là une plaie étendue qui doit être autant que possible respectée et qui, de plus, présente une large surface d'absorption, et surveiller par conséquent de près les dangers d'intoxication. C'est dans ce but que ces injections vaginales sont faites avec beaucoup de précautions.

C'est dans ce même but que vous nous avez vu ne pratiquer que le moins possible les examens de cette pauvre femme, et n'avoir pu, malgré notre désir de vous instruire, la faire examiner par ceux d'entre vous qui suivent la visite.

Depuis environ quinze jours que cette malade est dans notre service, nous avons eu la satisfaction de voir son état général s'améliorer, les hémorrhagies sont totalement arrêtées, les forces paraissent avoir un peu augmenté, la fièvre elle-même, qui revenait tous les soirs lorsque cette malade nous est arrivée, a maintenant tout à fait disparu, comme vous pouvez en juger par l'examen de la courbe de la température.

Nous l'aurons ainsi placée dans les meilleures conditions possibles pour supporter l'opération à laquelle nous serons probablement obligé d'avoir recours au moment de l'accouchement, opération dont nous discuterons l'opportunité dans notre prochaine leçon.

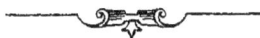

TROISIÈME LEÇON

DE LA

Conduite à tenir au moment de l'accouchement

Dans la dernière leçon, je vous ai montré la conduite
à tenir pendant la grossesse auprès d'une femme
atteinte de carcinome du col utérin et notre conclusion
a été, vous vous le rappelez, qu'à moins de conditions
absolument spéciales, l'accoucheur devait se contenter
de traiter les symptômes, et n'agir directement ni sur
la grossesse, ni sur le néoplasme.

Supposons maintenant que la grossesse soit à son
terme, que la femme entre en travail, notre conduite
devra-t-elle se borner, comme pendant la grossesse, à
une simple expectation?

Ici, Messieurs, il faut absolument distinguer des cas
différents. Ou bien le carcinome n'occupera qu'une
portion du col utérin, la lèvre antérieure ou la lèvre
postérieure, par exemple, ou bien le col aura subi la
dégénérescence cancéreuse dans toute son étendue,
c'est là, vous le savez, le cas de notre pauvre malade,
qui doit spécialement nous occuper dans cette leçon.
Toutefois, avant de considérer les cas de ce genre,
examinons les cas plus simples, où une partie du col
est restée saine, et voyons ce qui va se passer sous l'influence des contractions utérines. Presque toujours la

dilatation se fera sur la portion du col restée saine, la tumeur sera refoulée par la partie fœtale qui se présente et vous serez souvent étonné de la facilité avec laquelle se terminera l'accouchement.

Les observations de cas semblables sont assez nombreuses, vous vous rappelez le cas que je vous ai cité et emprunté au *Traité d'accouchements* de Cazeaux. Il s'agissait d'une femme dont la lèvre postérieure du col était seule envahie par le carcinome; sous l'influence des contractions utérines la dilatation complète se fit au dépens de la lèvre antérieure restée saine, et l'accouchement eut lieu spontanément.

Je vous ai rapporté dans la première leçon le fait que j'avais observé à la clinique de Bordeaux; là encore, vous vous en souvenez, la lèvre antérieure du col était seule envahie, et l'accouchement eut lieu spontanément et sans aucun dommage pour la malade, ni pour son enfant.

Ainsi donc, quand vous aurez affaire à un carcinome n'ayant encore envahi qu'une portion du col de l'utérus, vous pourrez légitimement espérer un accouchement normal. Vous devez cependant vous attendre à ce que les choses ne se passent pas toujours aussi simplement qu'elles se sont passées dans le cas de Cazeaux ou dans notre cas de la clinique de Bordeaux. Il pourra arriver que, malgré la dilatation du col, la tumeur soit telle, qu'elle mette elle-même obstacle à la sortie du fœtus; vous devrez alors intervenir, soit par une application du forceps si l'extrémité céphalique se présente, soit par une extraction manuelle si c'était le siège, et dans cette intervention, vous aurez grand soin de respecter tout particulièrement la partie du col envahie par la dégérescence cancéreuse, comme étant plus friable et par suite plus disposée à être déchirée.

Il pourra enfin arriver que la dilatation elle-même fasse défaut, et soit parce que la portion saine du col est insuffisante, soit pour toute autre raison, vous pourrez voir, après un certain degré de dilatation, l'ouverture du col résister aux contractions utérines, le travail de l'accouchement se prolonger outre mesure, l'enfant succomber et la mère elle-même être exposée aux plus graves accidents.

L'observation suivante, recueillie par M. Tarnier, à la Maternité de Paris, et que j'emprunte à la thèse de Bar, me paraît particulièrement intéressante pour fixer ces idées dans votre esprit :

« Femme de vingt-neuf ans, ayant déjà eu cinq enfants.

« Rupture prématurée des membranes presque à terme.

« Le lendemain, contractions faibles et éloignées. A l'examen on constate que le tiers postérieur du col est cancéreux et forme une tumeur dure, inégale ; les deux tiers postérieurs paraissent sains.

« Deux jours après, l'orifice épais en avant a la grandeur d'une pièce de un franc ; on fait prendre un bain, les contractions utérines sont plus fortes, la dilatation atteint le diamètre d'une pièce de deux francs.

« Marche du travail normal. Les battements du cœur du fœtus se modifient.

« Vers le soir, l'état général devient mauvais : frissons avec claquement de dents ; fièvre, agitation extrême, vomissements bilieux.

« Le quatrième jour, on constate la disparition des battements des bruits du cœur fœtal.

« L'orifice de la matrice, grand comme une pièce de cinq francs, est mince, tendu, la tête fœtale s'appuyait fortement sur lui. Les contractions continuent à s'exercer.

« La malade s'agite, la face est rouge, la langue sèche, la soif très vive. Pouls à 140. Une heure plus tard, la femme pâlit subitement ; le pouls devient petit, imperceptible à la radiale, un refroidissement général et progressif se manifeste ; un abattement profond succède à l'agitation et la mort arrive à quatre heures et demie. »

L'autopsie ne révéla aucune lésion qui put expliquer cette mort rapide, qui dut être mise sur le compte de l'épuisement nerveux.

Ainsi donc, Messieurs, vous le voyez, un cancer du col, même limité, peut mettre un obstacle absolu à la terminaison de l'accouchement. Mais on a encore plus de raison de craindre un pareil dénouement lorsque le col tout entier est envahi.

C'est le cas, vous vous en souvenez, de la malade de notre service chez laquelle le cancer a non seulement envahi toute la périphérie du col, mais s'est même propagé à une partie de la cloison recto-vaginale.

Notre malade a depuis ce matin quelques contractions douloureuses qui annoncent le début du travail de l'accouchement.

Que va-t-il se passer si nous n'intervenons pas ? Les contractions vont devenir de plus en plus fréquentes et de plus en plus énergiques, et de deux choses l'une :

1° Ou bien la résistance du col sera telle que quelque nombreuses et quelque violentes que soient les douleurs, il opposera un obstacle absolu au passage de l'enfant, vous verrez peu à peu les bruits du cœur devenir plus lents, puis irréguliers, enfin disparaître tout à fait, l'enfant aura succombé ; puis, si nous n'intervenons pas encore, au bout de quelques heures, de quelques jours au plus tard, la femme elle-même, déjà très déprimée par le cancer dont elle est atteinte, sera à bout de force, elle sera prise de fièvre et finira par succomber comme vous avez vu la chose arriver dans le cas de M. Tarnier ;

2° Ou bien, au contraire, la résistance du col ne sera pas suffisante pour s'opposer au passage du fœtus, mais comme ce col est altéré et qu'il ne peut régulièrement se dilater, il se déchirera. Ces déchirures pourront gagner le segment inférieur de l'utérus et exposeront la femme à succomber à une rupture utérine.

Ainsi donc, vous le voyez, Messieurs, en attendant on s'expose à des conséquences graves ou bien à voir l'enfant mourir et la femme s'épuiser ou bien à courir le risque d'une rupture utérine.

Faut-il cependant affirmer qu'il en sera ainsi et que l'une ou l'autre de ces alternatives est absolument fatale, évidemment non, et l'on cite quelques rares observations où malgré un cancer envahissant toute la circonférence du col l'accouchement a pu avoir lieu sans entraîner la mort de la mère, mais ce sont là des cas rares et exceptionnels, sur lesquels on ne doit pas compter.

Il faut donc, dans les cas analogues à celui dans lequel se trouve notre malade, savoir prendre à temps une courageuse détermination et ne pas hésiter à faire l'opération césarienne, qui, faite dans de bonnes conditions, donnera certainement plus de chance de sauver momentanément la malade et, de plus, permettra d'avoir presque sûrement un enfant vivant.

Quelles sont donc les bonnes conditions exigibles pour pratiquer l'opération césarienne? et voyons si elles sont réunies chez la malade de notre service.

Il en est d'abord une première d'ordre purement moral, mais que je considère comme indispensable : c'est d'avoir l'assentiment de la malade ou du moins de sa famille.

Chez notre malade, à qui nous avions toujours eu le plus grand soin de laisser ignorer le mal incurable dont elle était atteinte, nous ne pouvions exposer à elle-même les raisons qui militaient en faveur de l'opération césarienne et nous nous sommes contentés de lui dire que l'affection utérine dont elle souffrait nécessiterait sans doute une opération pour sauver son enfant. Enfin, vis-à-vis de son mari, nous nous sommes franchement expliqué, et il a bien voulu nous laisser toute liberté pour agir suivant notre avis, dans l'intérêt de sa femme d'abord, dans celui de son enfant ensuite.

Une seconde condition est d'être placé dans une situation telle que l'opération césarienne puisse être pratiquée avec toutes les garanties possibles de réussite que lui assure les récents progrès de la chirurgie abdominale.

Si, en effet, il y a quelques années, l'opération césarienne pouvait être considérée comme ayant presque fatalement une issue funeste, il n'en est plus ainsi aujourd'hui, et grâce aux méthodes antiseptiques, il nous est donné de voir d'assez nombreux cas de réussite de cette opération.

Il ne faudrait pas vous laisser influencer par les observations pseudo-romantiques que vous rencontrerez dans les auteurs anciens, d'opérations césariennes heureusement pratiquées par des personnes étrangères aux connaissances chirurgicales, comme celle de ce châtreur de porcs qui eut, paraît-il, la bonne fortune de sauver sa femme en l'opérant lui-même. L'opération césarienne est une opération extrêmement délicate qui, pour avoir des chances sérieuses de réussir, doit être pratiquée avec toutes les précautions de la chirurgie moderne, et ne devez-vous l'entreprendre que si vous pouvez en faire profiter votre malade, sinon mieux vaut encore courir les risques d'un accouchement spontané que ceux d'une opération césarienne faite dans de mauvaises conditions.

Les conditions que nous réunissons à la clinique nous paraissent parfaitement rassurantes : notre état sanitaire est en ce moment parfait, nous pouvons disposer d'une salle d'opération toute neuve et parfaitement éclairée, nous avons à notre disposition tous les instruments et objets de pansement nécessaires ; enfin, votre professeur de clinique chirurgicale, M. le docteur Jeannel, dont vous connaissez tous la haute compétence en chirurgie abdominale, et qui, comme je vous l'ai dit, nous a adressé cette malade, veut bien nous promettre son précieux concours.

Ainsi donc, nous nous trouvons dans des conditions aussi satisfaisantes que possible pour assurer à notre pauvre malade les bénéfices de l'opération césarienne; c'est à cette détermination que nous nous arrêtons, et quel que soit le résultat que l'avenir nous réserve, nous aurons la satisfaction du devoir accompli.

QUATRIÈME LEÇON

L'opération césarienne dans les cas de cancer du col

Conformément aux indications que nous avions discuté ensemble dans notre dernière leçon, l'opération césarienne a été pratiquée chez notre malade, quelques heures après le début spontané du travail de l'accouchement.

La plupart d'entre vous n'ont pu assister à cette grave opération ; je ne veux cependant pas perdre cette occasion, que nous ne retrouverons peut-être pas de longtemps, de vous entretenir de l'opération césarienne telle qu'elle doit être pratiquée aujourd'hui.

On peut la définir : une opération qui a pour but d'extraire l'enfant par une incision faite artificiellement à la paroi abdominale.

Cette opération, fort anciennement pratiquée chez les femmes mortes pendant leur grossesse, puisqu'une loi rommaine, la *lex regia*, due à Numa Pompilius, ordonnait que toute femme morte enceinte y fut soumise, ne fut pratiquée sur la femme vivante qu'en l'année 1500.

On rapporte, en effet, qu'à cette époque un homme étranger à la médecine, et exerçant la profession de châtreur de porc, Jacques Nufer, pratiqua cette opération sur sa propre femme et eut ainsi la satisfaction de sauver la mère et l'enfant.

L'exemple de Nufer encouragea les chirurgiens, et dans un Mémoire écrit en 1581, le premier qui ait paru sur la matière, Rousset relate sept cas d'opérations césariennes terminées par un heureux résultat.

Le Mémoire de Rousset souleva les critiques les plus passionnées et l'on vit les accoucheurs se diviser en césariens et anti-césariens et, parmi ces derniers, nous comptons des hommes de la valeur d'Ambroise Paré et de Mauriceau. Mis en présence d'une femme à terme, dont le bassin était tellement étroit qu'il ne pouvait y introduire la main, Mauriceau préféra laisser succomber cette femme sans la délivrer que de pratiquer la section césarienne.

L'opposition faite par de telles autorités ne contribua pas peu à faire tomber en discrédit ce procédé opératoire et, pendant toute la durée du dix-septième siècle et le commencement du dix-huitième, on ne fit guère d'opérations césariennes; il est vrai que l'invention du forceps venait déjà d'en restreindre les indications.

Mais à la fin du dix-huitième siècle quelques accoucheurs se prononcèrent de nouveau en faveur de cette opération et, dans un remarquable Mémoire présenté à la Société de médecine de Paris, en 1798, Baudelocque s'en montra le défenseur ardent.

On possédait, en effet, à cette époque, la relation d'environ cent cinquante opérations césariennes, dont un tiers avait eu une issue favorable pour les mères. Parmi les opérations pratiquées à Paris on comptait, en 1787, six succès.

Mais, depuis cette époque, et jusqu'à ces dernières années (1870), toutes les opérations césariennes qui avaient été tentées à Paris, avaient eues une issue funeste, et ce procédé opératoire était tombé de nouveau dans un discrédit bien mérité dont il commence maintenant à sortir grâce à l'application rigoureuse des méthodes antiseptiques.

Cette grave opération était surtout pratiquée dans les cas de rétrécissements du bassin, et ce n'est guère que dans la seconde moitié de ce siècle que nous voyons la section césarienne appliquée, à vaincre l'obstacle apporté à l'accouchement par une dégénérescence cancéreuse du col. La plus ancienne opération de ce genre consignée dans la thèse de Bar date, en effet, de 1851 et se trouve dans *Guy's Hosp. Reports*.

Les insuccès nombreux de l'opération césarienne ont amené les chirurgiens à apporter de nombreuses modifications dans son Manuel opératoire. Il ne peut entrer dans notre pensée de vous décrire ici les différentes méthodes qui ont été successivement préconisées et qui sont presque aussi nombreuses que les auteurs qui ont écrit sur ce sujet ; à ceux d'entre vous qui voudraient approfondir cette intéressante question d'histoire obstétricale, je recommanderai la lecture d'un Mémoire fort complet, actuellement en publication dans les archives de Tocologie, et dû au docteur Emile Blanc, de Lyon (1). Je vous rappelle simplement quels sont les trois genres de cette opération, auxquelles on

---

(1) Emile Blanc : *De l'opération césarienne*, Archives de Tocologie, 1890. Janvier et numéros suivants.

peut avoir recours, et dont nous avons eu à discuter le choix, quand il s'est agi d'opérer notre malade.

1º On peut se contenter d'inciser la paroi abdominale, puis l'utérus et après avoir enlevé le fœtus et ses annexes, suturer l'utérus et le remettre en place. C'est l'opération césarienne classique;

2º On peut, après avoir enlevé le fœtus et ses annexes, au lieu de s'occuper de suturer l'utérus pour le remettre en place, appliquer un lien sur le col et enlever tout le corps de l'utérus. C'est l'opération de Porro;

3º Enfin, on peut faire une opération encore plus radicale et enlever non seulement le corps de l'utérus, mais en même temps le col, en faisant une incision circulaire sur le vagin, que l'on ferme ensuite à l'aide de sutures. C'est l'opération de Freund, dont nous avons déjà discuté l'opportunité pendant la grossesse (1).

En présence d'une opération césarienne nécessitée par la présence d'un carcinome du col, quelle est celle de ces opérations à laquelle nous devrons donner la préférence.

A priori, il semble que l'opération de Freund soit, dans ce cas, tout indiquée. Cette opération permet, en effet, de répondre à deux avantages : elle permet la terminaison de l'accouchement et, du même coup, permet d'enlever le néoplasme. C'est dans un cas de cette nature qu'elle a été pratiquée pour la première fois par Bischoff (2), sur une femme arrivée au terme de sa grossesse et atteinte d'un carcinome du col utérin.

Le résultat n'en a pas été heureux, car si on a pu

(1) Voir deuxième leçon.
(2) Thèse de Bar, p. 154.

avoir l'enfant vivant, la mère a succombé quelques heures après l'opération, par suite d'hémorrhagie de l'artère utérine qui avait été blessée. C'est là, en effet, un gros danger auquel expose une semblable opération pratiquée au terme de la grossesse, c'est-à-dire au moment où la vascularité utérine a atteint son maximum, et qui est d'autant plus à craindre que dans les cas de cancer utérin, la femme est toujours très anémiée par les hémorrhagies qui ont compliqué la grossesse.

Nous connaissons encore la relation de quatre opérations de Freund pratiquées au terme de la grossesse.

Deux sont dues à Schrœder (1), les deux femmes sont mortes : l'une deux jours après l'opération, l'autre au bout de cinq heures.

Une quatrième fois l'opération a été pratiquée par Fochier, de Lyon (2), et la femme succomba à l'infection au bout de quarante-huit heures.

Enfin, une cinquième fois l'opération de Freund, pratiquée par Grapon, et donna un résultat tout aussi malheureux.

Ainsi donc, jusqu'à présent, en laissant de côté le cas de Spencer Wells, qui a opéré à six mois de grossesse et par conséquent sans profit pour l'enfant, la mortalité de l'opération de Freund, pratiquée à la fin de la grossesse, s'est élévée à 100 %.

Ce sont ces raisons qui, d'accord avec M. le docteur Jeannel, nous ont fait rejeter ce procédé opératoire qui, d'ailleurs, dans le cas qui nous occupe, n'aurait

(1) Schrœder : *Centralbl. für Gynœk.* 1886.
(2) Fochier : *Lyon médical.* 1887.

pu donner un résultat radical, puisque le néoplasme paraît, comme nous l'avons vu, avoir envahi en partie la cloison recto-vaginale.

Quant au procédé de Porro, beaucoup d'accoucheurs se prononcent en sa faveur dans les cas de cancer du col; en supprimant, en effet, le corps de l'utérus, on supprime la plaie placentaire qui, en présence de la sécrétion purulente due au cancer, peut devenir une cause d'infection. Nous avons pu rassembler huit observations d'opérations de Porro, pratiquées dans le cas de grossesses compliqués de cancer du col utérin, et quatre fois on a obtenu un heureux résultat; c'est, comme on le voit, une proportion de 50 %. Mais, pour qu'on ait recours à cette opération, il paraît essentiel que le néoplasme n'ait pas envahi le segment inférieur de l'utérus sur lequel doit porter la ligature du pédicule. Or, tel n'est pas le cas de notre malade, chez laquelle le carcinome paraît avoir envahi en partie le corps utérin.

Reste le procédé ordinaire de l'opération césarienne; beaucoup d'auteurs redoutent avec juste raison l'infection provenant des sécrétions purulentes qui viendront en contact de la plaie utérine, nous avons cependant vu ce procédé réussir d'une façon remarquable entre les mains de M. le professeur Tarnier, à la clinique obstétricale de Paris et c'est la méthode suivie par M. le docteur Jeannel dans le cas qui nous occupe. Comme la plupart d'entre vous n'ont pu assister à cette opération, je vais vous en décrire les diverses phases; mais, ne pouvant entrer ici dans les détails minutieux de l'opération césarienne moderne, je ne saurais mieux faire que de vous conseiller la lecture d'un Mémoire fort bien fait qui vient de paraître dans les *Annales de gynécologie* et dû à mon ami le docteur Potocki (1), ancien interne de la Maternité de Paris et dont je ne puis vous donner que l'analyse succincte. Ici, les préparatifs de l'opération sont les mêmes que ceux de toute laparotomie.

On devra choisir un local suffisamment clair ou suffisamment éclairé si on opère la nuit. Ce local devra être chauffé et suffisamment aéré, il devra contenir le moins de meubles possible. Une table pour l'opération et une table pour poser les instruments suffisent.

Nous étions à ce sujet parfaitement à l'aise à la clinique, puisque nous pouvions disposer d'une chambre absolument neuve, que nous avons fait réserver pour les opérations de ce genre. Les murs peints à l'huile ont tous leurs angles arrondis et le dallage carrelé en maubenge permet de faire avant l'opération un lavage complet de toutes les parois avec des solutions antiseptiques. Une large fenêtre et une porte vitrée donnent un jour parfaitement suffisant, même par un temps couvert comme celui que nous avions au moment de l'opération.

« Moins il y a de monde dans la salle d'opération, mieux cela vaut », dit M. Potocki.

C'est cette considération qui nous a empêché de vous convier tous à y assister.

Il est cependant indispensable que l'opérateur soit assisté d'au moins trois aides expérimentés. L'un pour

---

(1) Potocki. *L'opération césarienne moderne. Annales de gynécologie.* Décembre 1889, janvier-février 1890.

maintenir l'utérus. Le second pour donner le chloroforme. Le troisième pour s'occuper de l'enfant.

Avant de commencer l'opération, il est nécessaire de s'assurer par l'auscultation que l'enfant est vivant et de faire par le palper abdominal le diagnostic exact de la présentation et de la position, dans certains cas même, on pourra ainsi présumer le point d'insertion du placenta. C'est ainsi que chez notre opérée nous avions pu prévoir que le placenta devait être inséré sur la face antérieure de l'utérus.

Les intruments indispensables sont les suivants :

1o Deux bistouris ordinaires ;

2o Deux ou trois grandes pinces à griffes ;

3o Une forte paire de ciseaux ;

4o Une série d'aiguilles de différentes dimensions et du catgut parfaitement aseptique ;

5o Un porte-aiguille ;

6o Une seringue de Pravaz avec solution d'ergotine ;

7o Un insufflateur de Ribemont ;

8o Un forceps.

Tous les instruments, sauf bien entendu l'insufflateur, doivent être bouillis ou passés à l'étuve quelques minutes avant l'opération et n'être touchés que par l'opérateur ou un aide ayant les mains absolument aseptiques.

Quant aux objets de pansement, ils peuvent se réduire à :

1o De la poudre d'iodoforme ;

2o De la gaze iodoformée ;

3o Du coton antiseptique et ordinaire ;

4o Un bandage de corps.

Les solutions, éponges et linges antiseptiques doivent être, cela va sans dire, aussi irréprochables que pour toute laparotomie; enfin il sera bon d'avoir une grande serviette préalablement bouillie.

Je n'insiste pas sur les soins à donner à la femme avant l'opération, ils sont les mêmes que pour toute laparotomie (bains savonneux, toilette au savon des organes génitaux, etc.). Dans le cas de cancer du col on devra particulièrement veiller à assurer une antisepsie aussi complète que possible du vagin.

L'opération proprement dite comprend six temps, que nous allons vous décrire succinctement en vous signalant les particularités qu'ils ont pu présenter chez l'opérée de notre clinique.

1° *Incision de la paroi abdominale*. — Elle est faite sur la ligne blanche, pendant qu'un aide maintient l'utérus sur la ligne médiane.

Elle doit mesurer environ seize à vingt centimètres, l'ombilic en occupant le centre, mais surtout dans les cas du cancer du col on doit veiller à ce qu'elle ne descende pas trop bas : deux ou trois travers de doigt au-dessus du pubis.

Une fois l'incision abdominale terminée, on va procéder à l'incision utérine, c'est ici le point important de l'opération. L'on doit autant que possible éviter que les liquides provenant de cette incision, sang ou liquide amniotique, ne pénètrent dans la cavité péritonéale; pour arriver à ce but, deux méthodes ont été proposées : certains auteurs conseillent de faire maintenir par un aide les parois abdominales fortement appuyées sur les parois utérines; d'autres conseillent de faire sortir l'utérus de l'ouverture abdominale, que

l'on peut alors fermer en partie provisoirement avec
des pinces à griffe et à l'aide d'une serviette aseptique. C'est ce dernier procédé, connu sous le nom
de méthode de Muller, qui a été suivi chez notre
opérée.

L'utérus une fois incisé, on doit extraire rapidement
le fœtus et ses annexes, il se produit, en effet, au
moment de l'incison, une hémorrhagie que l'on peut
caractériser de foudroyante et qui ne cesse qu'après la
sortie du contenu de l'utérus. Il peut arriver que l'on
ait quelque difficulté pour l'extraction de l'enfant, surtout lorsque la tête vient dernière, on peut même dans
certains cas être obligé d'avoir recours à une application de forceps. Tel n'a pas été le cas chez notre
malade, l'incision faite sur la partie antéro-postérieure
de l'utérus a d'abord porté sur la région placentaire,
cet organe a été immédiatement décollé, puis le fœtus
a été en quelque sorte projeté en dehors de l'utérus.
Nous avons fait immédiatement une ligature provisoire
du cordon avec une pince, puis nous l'avons incisé.
Nous aurons à revenir ultérieurement sur l'examen de
l'enfant et sur celui du placenta et des membranes.

Immédiatement après la sortie du fœtus et de ses
annexes, l'hémorrhagie utérine s'est arrêtée, on a pratiqué toutefois quelques injections hypodermiques d'ergotine à la malade, puis on a procédé au nettoyage de
la cavité utérine à l'aide d'éponges aseptiques. En
même temps nous avons cherché à nous assurer que le
canal cervical était perméable et, à cet effet, nous
avons passé de dedans en dehors un doigt à travers
son orifice qui était profondément dégénéré et au
niveau duquel nous avons pu constater la présence

d'une certaine quantité de pus, qui a nécessité un nettoyage aussi complet que possible du segment inférieur de l'utérus.

La toilette de la cavité utérine une fois terminée, on a procédé à la suture utérine.

C'est là, on peut le dire, le point le plus délicat de l'opération césarienne. On est même resté longtemps sans oser l'entreprendre. Les premiers accoucheurs qui ont tenté cette opération se contentaient de suturer la paroi abdominale, laissant à l'utérus le soin de fermer lui-même par sa rétractibilité l'ouverture qu'on y avait faite.

C'est Lebas qui, à la fin du siècle dernier, pratiqua pour la première fois la suture utérine, mais il ne trouva d'abord que peu d'imitateurs, et ce n'est que dans ces dernières années que, justement préoccupés de son utilité en même temps que de sa grande difficulté, les différents chirurgiens qui ont pratiqué l'opération césarienne se sont appliqués à découvrir un procédé de suture utérine.

Les moyens employés sont presque aussi nombreux que les auteurs qui ont écrit sur l'opération césarienne ; je ne puis insister ici sur les divers procédés que vous trouverez longuement décrits dans le travail de M. Emile Blanc (1), dont je vous ai déjà parlé, et j'ai hâte de vous décrire la méthode de suture actuellement suivie.

Le fil dont on se sert est le catgut, à la bonne qualité duquel il faut attacher une grande importance.

Sanger et Léopold, qui ont obtenu dans ces dernières

(1) Emile Blanc *Archives de tocologie*, février-mars 1890.

années de si remarquables succès, disposent leur suture en deux plans, un plan profond intéressant la tunique séreuse et la tunique musculaire de l'utérus, mais sans pénétrer jusqu'à la muqueuse, afin que les fils ne puissent faire communiquer la cavité utérine avec le péritoine, ce détail a surtout de l'importance lorsqu'on pratique l'opération césarienne chez une femme atteinte de dégénérescence carcinomateuse du col, car il est alors à peu près impossible d'obtenir l'antisepsie complète de la cavité utérine. On place ainsi dix à douze points de suture profonde, puis on fait une suture superficielle avec du catgut plus fin en plaçant en moyenne deux points de suture entre chacun des points de la suture profonde.

La suture profonde ayant été faite à un très grand nombre de points, vingt-trois, on n'a pas jugé à propos chez notre malade de faire une suture superficielle afin de ne pas prolonger plus longtemps l'opération. C'est, du reste, le procédé employé par Fritsch, et qui, dans deux cas successifs, a paru lui donner de bons résultats (1).

La suture utérine terminée, on peut la saupoudrer d'iodoforme, et on réintègre l'utérus dans l'abdomen. On éponge alors la petite quantité de sang qui a pu s'écouler dans le péritoine pendant l'opération et l'on procède à la suture des parois abdominales qui est la même pour toute laparotomie et que je n'ai pas à vous décrire ici ; enfin, on applique un pansement iodoformé et une épaisse couche de ouate maintenue par un bandage de corps suffisamment serré.

(1) Emile Blanc. *Loc. cit.*

CINQUIÈME LEÇON

État de l'enfant. — *Suites de couches.*

La malade dont je vous avais entretenu dans nos dernières leçons et qui avait subi l'opération césarienne vient de succomber, dix-huit jours après cette opération.

L'autopsie n'a pu être faite, nous ne serons donc jamais absolument fixés sur la cause directe de la mort; mais nous pourrons du moins, en étudiant la marche de la maladie dans les jours qui l'ont précédée, nous faire une opinion sur ses causes probables.

Toutefois, avant de vous parler de nouveau de notre opérée, je dois revenir sur l'état de son enfant, dont je ne vous ai encore dit que quelques mots.

Vous vous souvenez simplement qu'au moment de l'incision de l'utérus, il avait été pour ainsi dire projeté au dehors de la matrice et qu'il avait aussitôt commencé à respirer.

Cet enfant n'était pas volumineux, il pesait seulement 2,500 grammes, ce qui est au-dessous de la moyenne d'un enfant à terme. Nous pouvons expliquer cette faiblesse congénitale, soit parce que l'enfant avait eu à souffrir de l'état de cachexie de sa mère, soit parce que la grossesse elle-même n'était pas tout à fait arrivée à son terme. Car bien que nous ayons attendu pour le moment de l'opération que le travail se fut spontanément déclaré, il n'est pàs rare que dans les cas de carcinome du col utérin le travail se produise avant les neuf mois révolus de grossesse.

L'accouchement prématuré a été noté assez fréquemment dans les circonstances analogues.

Cet enfant a été aussitôt placé dans la couveuse. Nous ne pouvions évidemment pas songer à le laisser nourrir par sa mère, et n'ayant pas de nourrices attachées à notre service, nous avons dû lui procurer un allaitement artificiel à l'aide de lait d'ânesse. Mais ce genre d'allaitement n'était pas suffisant pour un enfant né dans de telles conditions, et, au bout de quelques jours, nous avons pu constater que, malgré les soins les plus assidus dont il était l'objet de la part du personnel du service, il présentait des symptômes inquiétants, se traduisant par une diminution marquée de son poids et par une augmentation de son état de faiblesse. Nous avons pu alors obtenir qu'on lui procurât une nourrice; il n'a pas tardé à en éprouver les bons effets, il s'est vite rétabli, et, au bout de quelques jours, il a pu quitter notre service et être remis à sa famille dans un état assez satisfaisant (1).

Voilà donc un premier résultat heureux de l'intervention opératoire et que nous n'eussions guère pu espérer si nous avions tenté de laisser l'accouchement se faire spontanément.

Avant d'en venir à l'étude des suites de couches de notre opérée, je voudrais encore appeler votre atten-

---

(1) Nous avons appris depuis que cet enfant avait succombé, au mois de juillet, à une affection pulmonaire.

tion sur l'examen des annexes, qui, comme vous allez le voir, a présenté un certain intérêt.

Le placenta était, vous vous le rappelez, inséré sur la partie antéro-supérieure du corps de l'utérus et a été incisé en même temps que la paroi utérine, il s'est d'ailleurs détaché sans difficulté et pour ainsi dire de lui-même, sous l'influence de la rétraction de la matrice; les membranes ont facilement suivi son extraction.

L'examen du placenta en lui-même ne nous a rien présenté d'anormal, mais celui des membranes était particulièrement intéressant.

En les examinant, en effet, avec soin, on pouvait constater dans la région qui se trouvait en rapport avec le segment inférieur de l'utérus, c'est-à-dire avec la partie que le toucher nous avait montrée comme atteinte de dégénérescence cancéreuse, l'existence de trois plaques de la dimension d'une pièce de 1 franc à celle d'une pièce de 2 francs, très fortement épaissies. A l'œil nu ces plaques présentaient un aspect granuleux, friable et faisait une saillie de plusieurs millimètres sur la face externe de la caduque. L'examen des membranes de l'œuf ne nous avait jamais rien fait voir d'analogue. Il était intéressant de connaître, au point de vue histologique, quelle était la nature de ces plaques hypertrophiques et s'il n'y avait pas là une dégénérescence analogue à celle dont a été atteinte l'utérus. Votre distingué professeur d'anatomie pathologique, M. le docteur Tapie, a bien voulu se charger de cet examen et nous remettre à ce sujet la note suivante :

. « Des coupes complètes et méthodiques m'ont permis de reconnaître que ces membranes si épaisses ne sont pas atteintes de dégénérescence cancéreuse.

« On peut constater sur ces coupes :

« 1° L'amnios avec son épithélium prismatique et son stroma conjonctif délicat ;

« 2° Le chorion à surfaces lisses, présentant de distance en distance quelques rares villosités ;

« 3° Séparant l'amnios du chorion, la membrane intermédiaire ou magma réticulé de Velpeau.

« Ces diverses couches n'ont pas une épaisseur anormale.

« C'est la membrane externe ou caduque qui donne aux enveloppes de l'œuf cette épaisseur énorme, qui dépasse en certains points un demi-centimètre.

« On rencontre encore dans l'épaisseur de cette membrane des hémorrhagies interstitielles qui se voient à l'œil nu, du côté externe, sous la forme de taches lenticulaires hémorrhagiques.

« La coloration par le picro-carmin permet de distinguer très facilement deux couches dans la caduque. Adossée immédiatement au chorion, la coupe de la caduque réfléchie présentant çà et là les orifices de vaisseaux obstrués. Ce n'est pas sur cette couche que porte l'hypertrophie.

« La couche la plus externe, très épaisse, est constituée par d'énormes cellules fusiformes et correspond à la caduque vraie.

« C'est, en somme, la muqueuse utérine qui n'a point subi, comme cela arrive vers les derniers mois de la grossesse, cette atrophie progressive qui en fait une membrane mince intimement unie à la face externe des membranes de l'œuf. Au milieu de ces cellules fusiformes, qui sont séparées par une substance amorphe, on voit des restes de culs-de-sac glandulaires à épithélium dégénéré.

« Quelques-uns de ces culs-de sac sont dilatés en énormes cavités. Cette dilatation des culs-de-sac est encore une des causes qui expliquent l'hypertrophie de la couche externe. »

Ainsi vous le voyez, Messieurs, il n'y avait pas là dégénérescence cancéreuse de la caduque, comme nous avions pu le supposer au premier abord par suite de l'existence anormale de ces plaques hypertrophiées, se trouvant juste au niveau du néoplasme maternel. Mais l'existence de ce néoplasme n'est-il pas la cause de cette évolution spéciale de la caduque ?

Nous ne pouvons, sur un cas unique, que poser la question. Mais il m'a paru intéressant d'insister sur ce fait afin d'appeler votre attention sur les cas analogues que vous pourrez avoir l'occasion de rencontrer.

Revenons maintenant à l'étude des suites de couches de notre opérée. Je ne saurais mieux faire que de vous donner lecture des différentes phases qu'elles ont présentées et telles qu'elles ont été notées jour par jour sur le registre de la clinique :

Première nuit. — Nausées sans vomissements; contractions utérines très fréquentes et très douloureuses; lochies purulentes et fétides, devenant ensuite sanguinolentes. Alimentation avec glace et champagne. La malade urine seule deux fois dans la nuit.

17 avril. — Le cathétérisme de la vessie pratiqué pour bien s'assurer que la vessie se vide bien, n'amène que quelques gouttes d'urine; les contractions utérines deviennent de plus en plus intenses, au point de néces-

siter, à onze heures du matin, une injection de morphine; les contractions diminuent alors d'intensité;
champagne et glace toute la journée; à trois heures du
soir, lavement huileux pour faciliter une garde-robe,
pas de résultats; à neuf heures du soir, lavement
laxatif et introduction d'une grosse sonde dans le rec-
tum, évacuation abondante, trois garde-robes pendant
la nuit.

18 *avril*. — A une heure du matin, vomissements
chloroformiques fréquents toute la journée; syncopes
traitées par les inhalations d'éther; injections vaginales phéniquées trois fois par jour; les urines deviennent noirâtres, on substitue aux injections phéniquées
les injections au biiodure de mercure; température
normale, contractions utérines moins fréquentes. A six
heures du soir, lavement laxatif; diarrhée toute la
nuit; urines moins noires que le matin. A neuf heures
du soir, injection de morphine; les syncopes et les
vomissements s'arrêtent; la malade repose une bonne
partie de la nuit. Champagne et glace.

19 *avril*. — La malade est tranquille, se trouve
mieux; injections vaginales toutes les trois heures;
selles abondantes toute la journée. Bouillon froid, bordeaux, champagne, glace, thé, rhum. Dans la soirée,
syncopes fréquentes; contractions utérines intenses,
arrachant des cris à la malade. A huit heures du soir,
lavement laudanisé pour combattre la diarrhée. A neuf
heures, injection de morphine. Sommeil jusqu'à cinq
heures du matin.

20 *avril*. — Journée assez calme; la malade peut
supporter un potage et un œuf. A trois heures, les syncopes reparaissent. A quatre heures, pouls très fré-

quent; la malade va à la selle. A neuf heures, injection de morphine. Nuit calme.

21 *avril.* — Calme. Le soir, agitation; la malade se plaint de violentes douleurs siégeant surtout dans la fosse iliaque droite; n'a pas été du ventre depuis la veille; lavement huileux, sans résultat. A neuf heures du soir, injection de morphine réclamée par la malade; deuxième lavement, puis troisième, sans résultats. Limonade Rogé. État général moins bon que la veille. Urines rares, deux syncopes.

22 *avril.* — A la suite de la limonade Rogé, selles assez abondantes; la malade peut supporter les potages glacés. Même alimentation que depuis le début : champagne, bordeaux, rhum, thé, glace. A neuf heures du soir, injection de morphine.

23 *avril.* — Pansement de la plaie abdominale; enlèvement des sutures; lochies presque nulles; lavage intra-utérin au biiodure de mercure puis à l'eau bouillie, l'eau ressort très sale; syncope et fatigue excessive tout le jour. A neuf heures du soir, injection de morphine; nuit assez bonne. Potion à l'extrait de quinquina, bordeaux, champagne, glace.

24 *avril.* — Pas de selles de la journée. Le soir, lavement huileux suivi de selles abondantes. A neuf heures, injection de morphine. Diarrhée toute la nuit.

25 *avril.* — Journée calme. A quatre heures du soir, violentes coliques suivies de selles abondantes. Lavement laudanisé à cinq heures du soir, soulagement. A neuf heures, injection de morphine. Nuit calme.

26 *avril.* — Température moindre; diarrhée moins forte. A midi, la malade prend un peu de poisson. A cinq heures du soir, coliques violentes, lavement lau-

danisé. A neuf heures du soir, injection de morphine. Nuit calme.

27 *avril*. — Chute de la température à 37°; pouls très fréquent; journée assez bonne. Bouillon, glace, bordeaux. A neuf heures du soir, injection de morphine. Sommeil jusqu'à deux heures du matin.

28 *avril*. — Agitation toute la journée; diarrhée; syncopes fréquentes. A neuf heures, injection de morphine. Sommeil agité, délire. La malade ne veut pas rester dans son lit.

29 *avril*. — Température élevée; pouls filiforme; respiration pénible, haletante; syncopes; les selles ont une odeur et une couleur vineuses; journée agitée. A neuf heures du soir, 170 pulsations et 39°9 de température; injection de morphine. Un peu de repos la nuit.

30 *avril*. — Température élevée. La malade ne veut plus rester au lit, elle demande à manger et supporte très bien les différents aliments qu'on lui donne. Délire une partie de la journée.

1er *mai*. — Diarrhée, vomissements; température élevée; 144 pulsations. Coma.

2 *mai*. — Même état. Déglutition impossible; respiration très pénible; le pouls est à 130; chute de la température. Agitation et délire toute la nuit, commencement de l'agonie.

3 *mai*. — La malade expire à cinq heures et demie du matin.

J'ai tenu, Messieurs, à vous citer textuellement l'observation prise journellement des phénomènes qu'ont présentés les suites de l'opération, car, comme je vous l'ai dit, l'autopsie n'ayant pu être faite, c'est d'après ces données que nous devons chercher à nous faire une opinion sur les causes de la mort.

Un fait bien net se dégage de la lecture de cette observation et de l'examen de la courbe thermique que je place sous vos yeux : c'est qu'il n'y a pas eu ici de péritonite suraiguë, ainsi qu'il peut en résulter d'une laparotomie faite dans de mauvaises conditions, la période assez longue d'apyrexie qui a suivi l'opération en est la preuve. Il semble plutôt que la malade ait succombé à la cachexie, conséquence du néoplasme dont elle était atteinte.

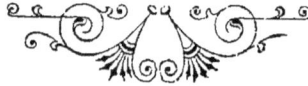

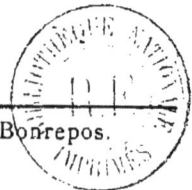

Toulouse — Impr. R. THOMAS et Cie, 23, rue Bonrepos.

www.ingramcontent.com/pod-product-compliance
Lightning Source LLC
Chambersburg PA
CBHW071330200326
41520CB00013B/2929